Table des matières

1. Introduction

1.1. Présentation de l'ouvrage

Bienvenue dans "Méditation pour les débutants", un guide complet pour vous aider à comprendre et à pratiquer la méditation. Ce livre est conçu pour toute personne intéressée par la méditation mais qui ne sait pas par où commencer. La méditation est pratiquée depuis des milliers d'années et a gagné en popularité au fil des ans en raison de ses nombreux bienfaits pour la santé physique et mentale. Ce livre est destiné à vous aider à comprendre ce qu'est la méditation, comment la pratiquer et comment elle peut vous aider dans votre vie quotidienne.

1.2. Les bienfaits de la méditation

La méditation est souvent associée à la relaxation et à la réduction du stress, mais ses bienfaits vont bien au-delà de cela. Des études scientifiques ont montré que la pratique régulière de la méditation peut avoir des effets positifs sur la santé physique et mentale.

Tout d'abord, la méditation peut aider à réduire les niveaux de stress en régulant les hormones du stress dans le corps. Cela peut conduire à une diminution de la pression artérielle, de la fréquence cardiaque et de la tension musculaire. La méditation peut également aider à améliorer l'humeur en augmentant la production de neurotransmetteurs tels que la sérotonine et la dopamine, qui sont associés au bien-être et à la satisfaction.

De plus, la méditation peut aider à améliorer la concentration et la mémoire en augmentant l'activité dans certaines parties du cerveau responsables de ces fonctions. Elle peut également aider à améliorer la qualité du sommeil en réduisant l'insomnie et en favorisant un sommeil plus réparateur.

Enfin, la méditation peut aider à renforcer le système immunitaire, à réduire les symptômes de dépression et d'anxiété, et à favoriser une meilleure gestion de la douleur chronique.

En somme, la pratique de la méditation peut offrir de nombreux bienfaits pour la santé physique et mentale. Ce livre vous guidera à travers les différentes techniques de méditation et vous apprendra comment les intégrer dans votre vie quotidienne pour en tirer pleinement profit.

2. Qu'est-ce que la méditation ?

2.1. Définition

La méditation est une pratique ancienne qui consiste à entraîner l'esprit à être conscient et attentif au moment présent. Elle est souvent utilisée pour améliorer la concentration, réduire le stress et cultiver un sentiment de bien-être général. La méditation est souvent associée aux traditions spirituelles telles que le bouddhisme, le yoga et le taoïsme, mais elle peut également être pratiquée de manière séculaire, sans affiliation religieuse.

La méditation implique généralement de se concentrer sur un objet spécifique, comme la respiration, une image mentale ou un son, tout en laissant passer les pensées qui surgissent sans s'y attacher. Cette pratique peut aider à entraîner l'esprit à se concentrer et à rester présent dans l'instant, plutôt que de se laisser distraire par des pensées, des émotions ou des soucis.

Il existe de nombreuses formes de méditation, chacune avec ses propres objectifs et techniques. Certaines formes de méditation sont axées sur la relaxation et la réduction du stress, tandis que d'autres sont plus axées sur la recherche de l'illumination ou la compréhension de soi. Quelle que soit la forme choisie, la méditation peut être bénéfique pour la santé physique et mentale si elle est pratiquée régulièrement et de manière appropriée.

Dans les chapitres suivants, nous explorerons les différentes formes de méditation et les techniques qui peuvent être utilisées pour commencer à pratiquer. Nous aborderons également les avantages pour la santé de la méditation et les conseils pratiques pour intégrer la méditation dans votre vie quotidienne.

2.2. Les différentes formes de méditation

La méditation est une pratique très variée, avec de nombreuses formes différentes, chacune avec ses propres objectifs et techniques. Voici quelques-unes des formes les plus courantes de méditation :

La méditation de pleine conscience :

Cette forme de méditation consiste à être attentif et présent dans le moment présent, en portant une attention particulière aux sensations physiques, aux pensées et aux émotions qui surgissent. Il s'agit d'une forme de méditation laïque populaire qui est souvent utilisée pour réduire le stress et améliorer la qualité de vie.

La méditation transcendantale :

Cette forme de méditation implique l'utilisation d'un mantra ou d'un son répété pour atteindre un état de conscience tranquille. Cette technique a été popularisée dans les années 60 et 70 et est souvent associée au mouvement hippie.

La méditation sur les chakras :

Cette forme de méditation est basée sur la théorie selon laquelle il existe sept centres d'énergie dans le corps, appelés chakras. La méditation sur les chakras implique la visualisation de chaque chakra et la récitation de sons spécifiques pour les activer.

La méditation en mouvement :

Cette forme de méditation utilise des mouvements lents et fluides pour aider à calmer l'esprit et à se concentrer sur le moment présent. Le tai-chi et le yoga sont des exemples courants de méditation en mouvement.

La méditation de compassion :

Cette forme de méditation implique la cultivation de la compassion envers soi-même et les autres. Elle peut aider à améliorer les relations interpersonnelles et à réduire les sentiments de colère ou d'hostilité.

Il est important de noter que ces formes de méditation ne sont pas exclusives les unes des autres, et que certaines personnes peuvent pratiquer plusieurs formes différentes. L'essentiel est de trouver une forme de méditation qui convient à vos besoins et à votre style de vie, et de la pratiquer régulièrement pour en retirer les bienfaits.

La méditation est souvent présentée comme une pratique de développement personnel, mais elle peut également avoir des avantages pour la santé physique et mentale. Voici quelques-uns des bienfaits les plus courants de la méditation :

- **Réduction du stress et de l'anxiété :**
  La méditation peut aider à réduire les niveaux de cortisol, l'hormone du stress, dans le corps, ce qui peut aider à réduire les sentiments de stress et d'anxiété. La méditation de pleine conscience est particulièrement efficace pour cette raison.

- **Amélioration de la qualité du sommeil :**
  La méditation peut aider à calmer l'esprit avant le coucher, ce qui peut favoriser un sommeil plus profond et plus réparateur. La méditation de pleine conscience et la méditation en mouvement peuvent être particulièrement efficaces pour améliorer la qualité du sommeil.

- **Renforcement de la concentration et de la mémoire :**
  La méditation peut aider à améliorer la capacité de concentration et de mémoire en augmentant l'activité de certaines zones du cerveau. La méditation de pleine conscience et la méditation transcendantale peuvent être particulièrement efficaces pour cette raison.

- **Augmentation du bien-être général :**
  La méditation peut aider à cultiver des sentiments de bonheur, de gratitude et de compassion envers soi-même et les autres. Elle peut également aider à améliorer la perception de la qualité de vie globale.

La méditation de compassion et la méditation
transcendantale peuvent être particulièrement efficaces
pour cultiver ces sentiments.

- **Réduction de la douleur chronique :**
  La méditation peut aider à réduire les niveaux de douleur
  chez les personnes atteintes de douleurs chroniques, en
  améliorant la tolérance à la douleur et en réduisant les
  niveaux de stress associés. La méditation de pleine
  conscience peut être particulièrement efficace pour cette
  raison.

Il est important de noter que les effets de la méditation peuvent
varier d'une personne à l'autre, et que la pratique régulière est
souvent nécessaire pour en ressentir les avantages. Il est
également important de consulter un professionnel de la santé
avant de commencer une nouvelle pratique de méditation si
vous avez des problèmes de santé ou si vous prenez des
médicaments.

3. Se préparer à méditer

3.1. Trouver un lieu de méditation

Trouver un lieu approprié pour pratiquer la méditation peut être
crucial pour vous aider à vous détendre et à vous concentrer.
Voici quelques éléments à prendre en compte lors du choix d'un
lieu de méditation :

- **Le calme :**
  Cherchez un endroit calme où vous pourrez méditer sans
  être dérangé par des bruits de fond. Vous pouvez choisir un
  lieu à l'intérieur ou à l'extérieur, mais assurez-vous que

l'endroit est paisible et exempt de bruits forts et dérangeants.

- **La propreté :**
  Il est important de pratiquer la méditation dans un lieu propre et bien rangé. Un environnement propre peut aider à calmer l'esprit et à favoriser la détente.

- **La lumière :**
  La lumière peut avoir un effet sur votre humeur et votre niveau d'énergie. Si vous préférez méditer dans un endroit lumineux, choisissez un lieu où la lumière naturelle est présente. Si vous préférez un environnement plus sombre, vous pouvez choisir un lieu où la lumière est tamisée ou utiliser un bandeau pour les yeux.

- **La température :**
  La température peut également avoir un impact sur votre capacité à vous concentrer. Choisissez un lieu où la température est confortable et stable, ni trop chaud ni trop froid.

- **La taille de l'espace :**
  Vous devez choisir un espace suffisamment grand pour que vous puissiez vous asseoir confortablement et vous déplacer facilement. Si vous choisissez un lieu intérieur, assurez-vous que l'espace est suffisamment grand pour permettre une bonne circulation de l'air.

En résumé, choisissez un lieu de méditation calme, propre, bien éclairé et avec une température confortable. Assurez-vous également que l'espace est suffisamment grand pour vous permettre de bouger et de respirer facilement. En trouvant un lieu approprié, vous pourrez maximiser les bienfaits de votre pratique de méditation.

3.2. Choisir un moment propice

Le choix du moment idéal pour méditer dépend de vos préférences personnelles et de votre emploi du temps. Toutefois, il est recommandé de choisir un moment où vous pouvez méditer régulièrement et sans être dérangé. Voici quelques conseils pour vous aider à choisir le moment propice pour votre pratique de méditation :

- **Le matin**
  De nombreuses personnes préfèrent méditer tôt le matin, juste après s'être réveillé. Cela peut vous aider à commencer la journée avec une attitude positive et calme.

- **Le soir**
  Si vous avez une journée chargée, vous pouvez envisager de méditer le soir, avant d'aller vous coucher. Cela peut vous aider à vous détendre et à libérer le stress accumulé pendant la journée.

- **Entre les activités**
  Si vous avez du mal à trouver du temps pour méditer, vous pouvez essayer de méditer entre deux activités, comme après le travail ou pendant la pause déjeuner.

- **Planifiez votre temps**
  Essayez de planifier votre temps de méditation pour qu'il soit régulier et cohérent. De cette façon, vous pouvez intégrer la méditation dans votre emploi du temps et éviter les distractions.

- **Trouvez un moment qui vous convient**
  Il est important de choisir un moment qui vous convient personnellement.

Si vous préférez méditer pendant la journée, choisissez ce moment-là. Si vous êtes plus à l'aise la nuit, essayez de méditer à ce moment-là.

En résumé, choisissez un moment propice pour méditer qui convient à votre emploi du temps et à vos préférences personnelles. Essayez de planifier votre temps de méditation pour qu'il soit régulier et cohérent, et évitez les distractions. En choisissant le moment idéal pour votre pratique de méditation, vous pouvez maximiser les bienfaits pour votre santé mentale et physique.

3.3. Adopter une position confortable

Lorsque vous méditez, il est important d'adopter une position confortable qui vous permettra de rester immobile pendant une période prolongée sans vous sentir gêné ou fatigué. Voici quelques conseils pour vous aider à choisir la meilleure position pour votre pratique de méditation :

- **Le lotus complet**
  Cette position est considérée comme la plus traditionnelle pour la méditation. Elle consiste à croiser les jambes et à poser les pieds sur les cuisses opposées. Cette position peut être difficile pour les débutants, car elle exige une bonne flexibilité des hanches et des genoux. Si vous ne pouvez pas adopter cette position, ne vous inquiétez pas, il existe d'autres positions alternatives.

- **Le demi-lotus**
  Cette position est similaire à celle du lotus complet, mais une jambe est posée sur le sol et l'autre est placée sur la cuisse opposée. Cette position est plus facile à adopter pour les débutants et elle permet une bonne stabilité.

- **La position du tailleur**
  Cette position consiste à s'asseoir en croisant les jambes et
  en posant les pieds sur le sol. Cette position est confortable
  et facile à adopter pour les débutants.

- **La chaise**
  Si vous avez des problèmes de genoux ou de hanches, vous
  pouvez méditer sur une chaise. Il est important de choisir
  une chaise confortable avec un dossier droit pour soutenir
  votre dos. Asseyez-vous avec les pieds à plat sur le sol et les
  mains posées sur vos genoux.

Peu importe la position que vous choisissez, assurez-vous que
votre dos est droit et que votre tête est légèrement inclinée vers
l'avant. Si vous utilisez une chaise, assurez-vous que vos pieds
sont à plat sur le sol et que vos bras sont détendus sur vos
genoux.

En résumé, il est important d'adopter une position confortable
pour votre pratique de méditation. Choisissez une position qui
convient à votre niveau de flexibilité et qui vous permettra de
rester immobile sans vous sentir gêné ou fatigué. Assurez-vous
que votre dos est droit et que votre tête est légèrement inclinée
vers l'avant. En adoptant la bonne position pour votre
méditation, vous pouvez maximiser les bienfaits pour votre
santé mentale et physique.

3.4. Se concentrer sur la respiration

Dans la pratique de la méditation, la respiration joue un rôle
important. C'est pourquoi, avant de commencer la méditation, il
est important de prendre quelques minutes pour se concentrer
sur sa respiration. La respiration est un moyen simple mais
efficace pour calmer l'esprit et se détendre.

Pour commencer, il est important de s'installer dans une position confortable. Vous pouvez vous asseoir sur un coussin de méditation ou sur une chaise, en gardant le dos droit et les pieds posés au sol. Fermez les yeux et prenez quelques respirations profondes en inspirant par le nez et en expirant par la bouche. Cela vous aidera à vous détendre et à vous concentrer sur votre respiration.

Une fois que vous êtes détendu, commencez à vous concentrer sur votre respiration. Portez votre attention sur le mouvement de l'air qui entre et sort de votre corps. Vous pouvez également vous concentrer sur les sensations physiques de votre respiration, comme la sensation de l'air frais qui entre dans vos narines ou la sensation de votre ventre qui se gonfle et se dégonfle à chaque respiration.

Il est normal que votre esprit soit distrait au début, mais chaque fois que vous vous rendez compte que vous avez été distrait par une pensée, ramenez doucement votre attention sur votre respiration. Ne vous jugez pas et ne vous découragez pas si votre esprit continue à être distrait. La pratique de la méditation demande de la patience et de la persévérance, mais avec le temps, vous verrez des résultats positifs sur votre bien-être mental et physique.

4. Les techniques de méditation

4.1. La méditation de pleine conscience

Le chapitre sur les techniques de méditation va aborder les différentes méthodes de méditation qui peuvent être pratiquées pour atteindre des états de calme et de concentration mentale.

Parmi les différentes formes de méditation, la méditation de pleine conscience est l'une des plus populaires et des plus accessibles pour les débutants.

La méditation de pleine conscience, également appelée mindfulness, est une pratique qui consiste à être présent et conscient de l'instant présent, sans jugement. Cette technique de méditation peut être pratiquée en position assise ou en mouvement, en marchant ou en mangeant par exemple.

L'objectif de la méditation de pleine conscience est de se concentrer sur les sensations et les pensées qui se présentent à l'esprit sans s'y attacher ni les juger. Elle permet de prendre du recul par rapport aux pensées négatives et aux émotions perturbatrices pour mieux les comprendre et les gérer.

Pour pratiquer la méditation de pleine conscience, il est recommandé de se trouver dans un endroit calme et de prendre une position confortable. Vous pouvez commencer par vous concentrer sur votre respiration, en inspirant profondément par le nez et en expirant doucement par la bouche. Ensuite, vous pouvez porter votre attention sur votre corps, en ressentant les sensations physiques de votre posture, de votre respiration et de vos émotions.

Si des pensées perturbatrices se présentent à votre esprit, observez-les sans jugement et ramenez votre attention sur votre respiration et sur les sensations physiques de votre corps. La pratique régulière de la méditation de pleine conscience peut aider à réduire le stress, l'anxiété et la dépression, ainsi qu'à améliorer la qualité de vie en général.

4.2. La méditation transcendantale

La méditation transcendantale est une autre méthode de méditation populaire et accessible pour les débutants. Elle a été développée dans les années 1950 par Maharishi Mahesh Yogi, un guru spirituel indien, et est aujourd'hui pratiquée par des millions de personnes dans le monde.

La méditation transcendantale consiste à répéter un mantra, un mot ou une phrase en sanskrit, de manière silencieuse et régulière, pendant une période de 15 à 20 minutes, deux fois par jour. Le mantra est choisi en fonction de votre âge, de votre sexe et de votre état de santé.

L'objectif de la méditation transcendantale est de transcender l'état de conscience ordinaire pour atteindre un état de conscience transcendantale, un état de calme et de sérénité profonde. Cette technique de méditation est considérée comme très efficace pour réduire le stress, améliorer la santé mentale et physique, et développer la créativité et l'intelligence.

Pour pratiquer la méditation transcendantale, il est recommandé de se trouver dans un endroit calme et de prendre une position confortable. Vous pouvez fermer les yeux et répéter votre mantra en silence, en vous concentrant sur le son et la vibration qu'il produit dans votre corps.

Si des pensées perturbatrices se présentent à votre esprit, observez-les sans les juger et ramenez votre attention sur votre mantra. La pratique régulière de la méditation transcendantale peut aider à réduire le stress, l'anxiété, la dépression, les douleurs chroniques et l'hypertension artérielle, ainsi qu'à améliorer la qualité de vie en général.

4.3. La méditation sur les chakras

La méditation sur les chakras est une technique de méditation basée sur le concept de l'énergie vitale qui circule à travers les sept chakras, ou centres d'énergie, du corps humain. Chaque chakra est associé à une couleur, un son, une émotion et une partie du corps.

La méditation sur les chakras vise à harmoniser et à équilibrer ces centres d'énergie pour améliorer la santé et le bien-être. Pour pratiquer la méditation sur les chakras, il est recommandé de se tenir dans une position confortable et de se concentrer sur chaque chakra, en commençant par le chakra racine situé à la base de la colonne vertébrale et en remontant jusqu'au chakra couronne situé au sommet de la tête.

Pour chaque chakra, vous pouvez visualiser la couleur associée, répéter le son correspondant, ressentir l'émotion liée et envoyer de l'énergie à cette zone du corps. La méditation sur les chakras peut aider à équilibrer les émotions, à renforcer le système immunitaire, à améliorer la digestion et à réduire le stress et l'anxiété.

Cependant, cette technique de méditation peut être complexe pour les débutants et nécessite une certaine connaissance des chakras et de leurs correspondances. Il est recommandé de pratiquer cette technique sous la supervision d'un instructeur expérimenté pour en tirer le meilleur parti.

4.4. La méditation en mouvement

La méditation en mouvement est une technique de méditation qui implique des mouvements physiques lents et délibérés en coordination avec la respiration et la concentration de l'esprit.

Elle peut être pratiquée en marchant, en faisant du yoga ou du tai-chi, ou même en effectuant des tâches simples telles que la vaisselle ou le jardinage.

La méditation en mouvement peut aider à développer une conscience accrue de l'instant présent et à réduire le stress et l'anxiété en libérant les tensions physiques et mentales. Elle peut également améliorer la flexibilité, l'équilibre et la coordination.

Lors de la pratique de la méditation en mouvement, il est important de rester concentré sur les mouvements et la respiration, en restant présent dans l'instant présent plutôt que de se laisser distraire par des pensées ou des préoccupations extérieures. Il est recommandé de commencer lentement et de progresser à mesure que votre corps et votre esprit s'adaptent à la pratique.

La méditation en mouvement peut être bénéfique pour les débutants car elle offre une alternative à la méditation assise traditionnelle, qui peut être difficile pour certains en raison de l'inconfort ou de l'agitation mentale. Cependant, il est important de se rappeler que la méditation en mouvement n'est pas une substitution à la méditation assise, mais plutôt un complément à une pratique de méditation globale.

5. La pratique de la méditation

5.1. Commencer progressivement

Commencer à méditer peut être intimidant pour les débutants. Il est important de se rappeler que la méditation est une pratique, ce qui signifie qu'elle nécessite du temps et de la patience pour s'améliorer.

Pour commencer, il est recommandé de méditer pendant de courtes périodes de temps, telles que cinq à dix minutes par jour, et d'augmenter progressivement la durée au fur et à mesure que vous vous sentez plus à l'aise.

Il est également important de ne pas se forcer à méditer si vous ne vous sentez pas prêt ou à l'aise. Prenez le temps de trouver une pratique de méditation qui convient à votre style de vie et à vos préférences personnelles. Si la méditation assise ne fonctionne pas pour vous, essayez une technique de méditation en mouvement comme le yoga ou la méditation en marchant.

Enfin, il est important de rester motivé et de continuer à pratiquer régulièrement, même si les résultats ne sont pas immédiatement perceptibles. La méditation est une pratique qui peut prendre du temps pour produire des résultats significatifs, mais les bénéfices peuvent être énormes pour votre bien-être mental et physique à long terme.

5.2. Éviter les distractions

Lorsque vous méditez, il est important de minimiser les distractions autour de vous. Trouvez un endroit calme où vous pouvez vous asseoir confortablement et méditer sans être dérangé. Si vous le pouvez, essayez de méditer à la même heure chaque jour pour vous aider à établir une routine et à vous engager dans la pratique de manière plus cohérente.

Si vous avez du mal à vous concentrer à cause de bruits extérieurs, vous pouvez essayer d'utiliser des bouchons d'oreille ou des écouteurs pour bloquer le son. Vous pouvez également essayer de méditer à un moment de la journée où il y a moins de bruit ou utiliser une application de méditation qui offre des sons de fond apaisants pour vous aider à vous concentrer.

Il est également important de minimiser les distractions internes. Si vous trouvez que votre esprit se met à vagabonder pendant la méditation, cela peut être normal et attendu. Cependant, essayez de ramener votre attention à votre respiration ou à la technique de méditation que vous utilisez. Si vous êtes distrait par des pensées anxieuses ou stressantes, essayez de les laisser passer sans les juger et de ramener votre attention à votre respiration.

5.3. Se fixer des objectifs réalistes

Lorsque vous commencez à méditer, il est important de vous fixer des objectifs réalistes. Ne vous attendez pas à méditer pendant une heure d'affilée dès le début. Commencez plutôt par des sessions courtes de 5 à 10 minutes et augmentez progressivement la durée de votre méditation.

Il peut également être utile de vous fixer des objectifs spécifiques pour votre pratique de la méditation. Par exemple, vous pouvez vous fixer pour objectif de méditer tous les jours pendant une semaine ou d'essayer une nouvelle technique de méditation chaque mois.

Cependant, il est important de ne pas vous fixer des objectifs trop ambitieux ou inaccessibles. Si vous vous fixez des objectifs impossibles à atteindre, vous risquez de vous sentir frustré ou déçu, ce qui peut rendre plus difficile de continuer à pratiquer la méditation.

Essayez de vous fixer des objectifs réalistes, mesurables et réalisables pour vous aider à vous motiver et à rester engagé dans votre pratique de la méditation.

5.4. Gérer les pensées perturbatrices

Lorsque vous méditez, vous pouvez être confronté à des pensées perturbatrices qui vous distraient de votre pratique. Il est important d'apprendre à gérer ces pensées pour ne pas perdre votre concentration et votre état de calme.

La première étape consiste à ne pas juger ou résister à ces pensées. Il est normal d'avoir des pensées qui viennent et qui vont, et cela ne signifie pas que vous échouez dans votre pratique de la méditation. Essayez plutôt de simplement observer ces pensées sans y adhérer ou vous y attacher.

Ensuite, essayez de ramener votre attention sur votre objet de méditation, comme votre respiration ou un mantra. Si vous trouvez que vos pensées persistent, essayez de les voir comme des nuages qui passent dans le ciel de votre esprit. Laissez-les simplement s'en aller sans les suivre ou les retenir.

Si vous êtes particulièrement perturbé par des pensées spécifiques, essayez de les observer sans jugement. Vous pouvez également essayer d'utiliser des techniques de méditation spécifiques pour traiter ces pensées, comme la méditation de compassion ou la méditation de gratitude.

En pratiquant régulièrement la méditation, vous apprendrez à mieux gérer vos pensées perturbatrices et à rester concentré sur votre pratique.

6. Les bienfaits de la méditation

6.1. Réduire le stress et l'anxiété

La méditation peut apporter de nombreux bienfaits pour la santé physique et mentale, y compris la réduction du stress et de l'anxiété. Lorsque nous sommes confrontés à des situations stressantes dans la vie quotidienne, notre corps libère des hormones de stress qui peuvent avoir des effets néfastes sur notre santé à long terme. La méditation peut aider à réduire ces niveaux de stress et à nous sentir plus calmes et plus détendus.

En pratiquant régulièrement la méditation, vous pouvez également développer une meilleure capacité à gérer votre anxiété. Vous apprenez à reconnaître les signes de l'anxiété, tels que des pensées négatives et des sentiments d'appréhension, et vous pouvez commencer à les gérer plus efficacement.

Certaines techniques de méditation, telles que la méditation de pleine conscience, peuvent vous aider à vous concentrer sur le moment présent et à réduire l'inquiétude à propos du passé ou du futur. Cela peut vous aider à vous sentir plus en contrôle de votre vie et à réduire votre anxiété.

Enfin, la méditation peut aider à améliorer votre humeur et à augmenter votre niveau de bonheur général. En vous aidant à vous détendre et à vous sentir plus à l'aise dans votre propre corps et votre propre esprit, vous pouvez vous sentir plus en paix avec vous-même et avec le monde qui vous entoure.

En résumé, la méditation peut être une technique efficace pour réduire le stress et l'anxiété, vous permettant de vous sentir plus calme, plus détendu et plus heureux.

6.2. Améliorer la qualité du sommeil

La méditation peut également aider à améliorer la qualité du sommeil. Le sommeil est essentiel pour régénérer le corps et l'esprit, et une mauvaise qualité de sommeil peut entraîner une fatigue mentale et physique, une irritabilité, une anxiété et une dépression.

La méditation peut aider à améliorer le sommeil de différentes manières. Tout d'abord, elle peut aider à réduire le stress et l'anxiété, deux facteurs qui peuvent perturber le sommeil. De plus, la méditation peut aider à détendre le corps et l'esprit, ce qui peut favoriser un sommeil plus profond et réparateur. Enfin, la méditation peut aider à réguler les rythmes circadiens, qui sont des horloges biologiques internes qui régulent les cycles de sommeil et d'éveil.

Pour bénéficier des effets de la méditation sur le sommeil, il est recommandé de méditer régulièrement, de préférence avant d'aller se coucher. Cependant, il est important de noter que la méditation ne doit pas remplacer un traitement médical pour les troubles du sommeil, et qu'il est toujours préférable de consulter un professionnel de santé si les problèmes de sommeil persistent.

6.3. Renforcer la concentration et la mémoire

La méditation peut également aider à améliorer la qualité du sommeil. Le sommeil est essentiel pour régénérer le corps et l'esprit, et une mauvaise qualité de sommeil peut entraîner une fatigue mentale et physique, une irritabilité, une anxiété et une dépression.

La méditation peut aider à améliorer le sommeil de différentes manières.

Tout d'abord, elle peut aider à réduire le stress et l'anxiété, deux facteurs qui peuvent perturber le sommeil. De plus, la méditation peut aider à détendre le corps et l'esprit, ce qui peut favoriser un sommeil plus profond et réparateur. Enfin, la méditation peut aider à réguler les rythmes circadiens, qui sont des horloges biologiques internes qui régulent les cycles de sommeil et d'éveil.

Pour bénéficier des effets de la méditation sur le sommeil, il est recommandé de méditer régulièrement, de préférence avant d'aller se coucher. Cependant, il est important de noter que la méditation ne doit pas remplacer un traitement médical pour les troubles du sommeil, et qu'il est toujours préférable de consulter un professionnel de santé si les problèmes de sommeil persistent.

6.4. Augmenter le bien-être général

Enfin, la méditation peut augmenter le bien-être général. En pratiquant régulièrement la méditation, vous pouvez apprendre à mieux gérer vos émotions et à réduire les niveaux de stress et d'anxiété dans votre vie. Vous pouvez également développer une plus grande conscience de vous-même et de votre environnement, ce qui peut vous aider à prendre des décisions plus éclairées et à vivre une vie plus épanouissante.
En plus de ces avantages, la méditation peut également améliorer la qualité de vos relations avec les autres en vous aidant à développer une plus grande empathie et une meilleure compréhension des perspectives des autres. Elle peut également vous aider à mieux dormir, à réduire les symptômes de la dépression et à améliorer la santé globale de votre corps et de votre esprit.

En résumé, la méditation est une pratique bénéfique pour votre bien-être physique et mental. En plus de ses bienfaits pour la santé, elle peut également vous aider à vous connecter à vous-même et aux autres, à mieux gérer le stress et à vivre une vie plus épanouissante. C'est une pratique qui peut être bénéfique pour tout le monde, peu importe votre âge, votre niveau de forme physique ou votre expérience antérieure de la méditation.

7. Conclusion

7.1. Récapitulation des points clés

Dans ce livre, nous avons exploré différents aspects de la méditation pour les débutants. Nous avons commencé par une introduction qui présente le contenu de l'ouvrage et les bienfaits de la méditation. Nous avons ensuite abordé la question de ce qu'est la méditation, en définissant le concept et en présentant les différentes formes de méditation.
Dans le chapitre suivant, nous avons proposé des conseils pratiques pour se préparer à méditer, en choisissant un lieu et un moment propices, en adoptant une position confortable et en se concentrant sur la respiration. Nous avons ensuite présenté les techniques de méditation les plus courantes, telles que la méditation de pleine conscience, la méditation transcendantale, la méditation sur les chakras et la méditation en mouvement.

Dans le chapitre 4, nous avons abordé la pratique de la méditation en détail, en soulignant l'importance de commencer progressivement, d'éviter les distractions, de se fixer des objectifs réalistes et de gérer les pensées perturbatrices.

Enfin, dans le chapitre 5, nous avons discuté des nombreux bienfaits de la méditation, tels que la réduction du stress et de l'anxiété, l'amélioration de la qualité du sommeil, le renforcement de la concentration et de la mémoire, ainsi que l'augmentation du bien-être général.

En résumé, ce livre a pour objectif d'aider les débutants à découvrir la méditation et à en comprendre les nombreux bienfaits. Nous espérons que vous avez trouvé les informations contenues dans ce livre utiles et inspirantes, et que vous continuerez à pratiquer la méditation régulièrement.

7.2. Encouragements pour la pratique régulière de la méditation.

Félicitations !!!
Vous avez maintenant une bonne compréhension de ce qu'est la méditation et de ses nombreux avantages. La méditation est une pratique qui demande de la patience et de la persévérance.

Il est important de ne pas se décourager si les résultats ne sont pas immédiats. Comme pour tout apprentissage, il faut du temps et de la pratique pour progresser.
Je vous encourage à intégrer la méditation dans votre vie quotidienne.

Commencez par une pratique courte de quelques minutes par jour et augmentez progressivement la durée de votre méditation.

Essayez de méditer à des moments réguliers chaque jour, comme au réveil ou avant de vous coucher.
Trouvez un endroit calme et confortable pour méditer, où vous ne serez pas dérangé.

Soyez bienveillant envers vous-même pendant la méditation. Les pensées perturbatrices peuvent survenir, c'est normal. Au lieu de les juger ou de les réprimer, observez-les simplement et laissez-les passer. La méditation ne consiste pas à se vider l'esprit, mais plutôt à apprendre à observer ses pensées sans s'y attacher.

Enfin, n'hésitez pas à explorer différentes formes de méditation et à trouver celle qui convient le mieux à vos besoins et à votre style de vie. La méditation est une pratique personnelle et il n'y a pas de méthode unique qui convient à tout le monde. Alors, soyez curieux et ouvert d'esprit !

Je vous souhaite une bonne pratique de la méditation et espère que vous en retirerez tous les bienfaits qu'elle peut offrir.